ÉCLAMPSIE

EMPLOI DE L'APPAREIL ÉLYTRO-PTÉRYGOÏDE

DU DOCTEUR CHASSAGNY

Succès pour la Mère et l'Enfant

LE Dᴿ OLIVIER

Médecin de l'établissement de Saint-Jean-de-Dieu.

Lu à la Société nationale de Médecine de Lyon.

ASSOCIATION TYPOGRAPHIQUE
F. PLAN, RUE DE LA BARRE, 12.

1883

ÉCLAMPSIE

EMPLOI DE L'APPAREIL ÉLYTRO-PTÉRYGOÏDE
DU DOCTEUR CHASSAGNY

Succès pour la Mère et l'Enfant

PAR

LE Dʳ OLIVIER

Médecin de l'établissement de ˟Saint-Jean-de-Dieu.

━━━◦∽◦━━━

Lu à la Société nationale de Médecine de Lyon.

━━━◦∽◦━━━

LYON

ASSOCIATION TYPOGRAPHIQUE

F. PLAN, RUE DE LA BARRE, 12.

—

1883

ÉCLAMPSIE

EMPLOI DE L'APPAREIL ÉLYTRO-PTÉRYGOIDE

DU DOCTEUR CHASSAGNY

Mme C... habite la commune du Moulin-à-Vent; d'une forte et vigoureuse constitution, âgée de 24 ans, mariée depuis trois ans et demi, elle est arrivée à la fin du 8e moïs d'une grossesse qu'elle a vivement désirée. Les commencements de cette grossesse se sont très-bien passés, sans aucun accident; mais depuis un mois environ, elle a commencé à constater de l'œdème qui, affectant d'abord les extrémités des membres inférieurs, s'est développé dans des proportions effrayantes, envahissant successivement les cuisses, le tronc, les membres supérieurs et la face, qui est énormément bouffie et tuméfiée.

La famille, inquiète de cet état, fit appeler un confrère qui, redoutant l'invasion des accidents convulsifs qui surviennent si souvent chez les femmes enceintes affectées d'anasarque, prescrivit des antispasmodiques, du bromure de potassium, du valérianate d'ammoniaque. La malade prétendait d'ailleurs n'éprouver aucun des signes prodromiques de l'éclampsie, ni céphalalgie, ni troubles de la vue, ni douleur épigastrique ; mais son entourage avait observé quelque chose d'un peu extraordinaire dans son regard, dans son habitude extérieure.

Tel était l'état de Mme C..., lorsque le lundi 9 avril 1883, à cinq heures du soir, accompagnant une famille qui venait de lui faire visite et arrivant presque à l'extrémité d'une longue avenue qui sépare son habitation de la grande route, elle fut prise d'une violente attaque d'éclampsie. Les convulsions toniques et cloniques durèrent, m'a-t-on dit, deux ou trois minutes. Après leur cessation, la malade put être ramenée dans son appartement, et je fus immédiatement appelé.

Le diagnostic ne pouvait être douteux; la malade devait être fortement albuminurique, et j'étais en présence de convulsions urémiques. Son visage exprime une profonde stupeur, elle parle difficilement, non-seulement parce que ses perceptions sont confuses, mais aussi à cause de la gêne mécanique produite par de profondes morsures de la langue. Elle n'a conservé aucun souvenir de ce qui vient de se passer.

Le cas me paraît trop grave pour que j'en assume seul la responsabilité. Je réclame le concours d'un confrère, et la famille me désigne le docteur Chassagny, qui est immédiatement appelé. A huit heures, M. Chassagny arrive auprès de la malade et la trouve dans l'état que je viens de décrire. Il n'y avait pas encore eu de nouvelle attaque, mais nous pensons qu'elles doivent fatalement se reproduire. Comme je demeure à côté de Mme C..., il est convenu qu'au premier accident, je serai aussitôt appelé, et qu'on ferait en m'attendant inhaler du chloroforme. Il est entendu, avec le docteur Chassagny, que, le cas échéant, je me mettrais immédiatement en mesure de provoquer l'accouchement. Nous nous crûmes d'autant plus autorisés à suivre cette ligne de conduite, que quelques légères contractions annonçaient le commencement d'un travail abortif qui n'avait encore amené aucune dilatation du col, dans lequel on ne pouvait faire pénétrer l'extrémité du doigt, mais dont la longueur était cependant un peu diminuée. M. Chassagny avait apporté son appareil élytro-ptérygoïde dont il me montra le mode de fonction, et que je devais appliquer immédiatement après la première convulsion. Je dois ajouter que j'avais examiné les urines dans lesquelles j'avais constaté la présence de l'albumine en quantité si considérable, que le flocon déterminé par l'acide nitrique n'était surnagé par aucun liquide. Tout se passa bien jusqu'à minuit; mais à ce moment, je suis rappelé en toute hâte auprès de Mme C..., qui vient de prendre une nouvelle crise beaucoup plus longue et plus violente que la première. A mon arrivée, les mouvements convulsifs avaient à peu près cessé ; mais la malade est dans la stupeur, la face est vultueuse, la respiration bruyante et stertoreuse; cet état, presque comateux, est remplacé par une agitation violente et inconsciente lorsqu'on veut procéder à un examen. Cependant je parviens à constater que le col commence un peu à s'entr'ouvrir, et j'applique, non sans difficulté, l'appareil de M. Chassagny.

Les douleurs deviennent très-intenses, le travail paraît marcher avec assez de régularité, lorsqu'après trois quarts d'heure d'application une nouvelle attaque se produisit avec une intensité beaucoup plus considérable, qui me faisait craindre une terminaison immédiatement fatale. Il m'était impossible d'écarter les arcades dentaires pour préserver la langue qui me semblait devoir être complètement coupée. Le chloroforme est tout à fait sans action. Après avoir duré sept à huit minutes, les convulsions cessèrent, et la malade resta plongée dans un coma profond avec insensibilité complète, dont je profitai pour réappliquer l'appareil qui, la première fois, n'avait pas été introduit assez profondément et qui avait été violemment expulsé pendant la crise. J'avais pu constater que le travail avait notablement avancé.

A partir de ce moment, les douleurs devinrent excessivement intenses; elles se renouvelaient toutes les trois ou quatre minutes, et elles me parurent parfaitement identiques aux douleurs physiologiques de l'accouchement naturel. Pendant une heure, elles ne déterminèrent aucune nouvelle crise.

M. Chassagny, qu'on avait fait appeler au moment de la seconde attaque, arrive à deux heures moins un quart; il est témoin de deux de ces douleurs dont l'intensité nous fait penser que le travail doit être très-avancé. Nous enlevons l'appareil et nous constatons que le col très-souple avait atteint une dilatation dépassant le diamètre d'une pièce de cinq francs, le vagin est lubrifié par une quantité considérable de glaires sanguinolentes.

Dans cet état, nous pensâmes que le travail devait être lancé et que les douleurs naturelles arriveraient bien vite à compléter la dilatation, et peut-être à amener l'expulsion de l'enfant. Nous attendîmes une vingtaine de minutes pendant lesquelles nos prévisions ne se réalisèrent qu'en partie; en effet, il se produit quatre ou cinq douleurs, mais elles sont beaucoup plus faibles que celles qui étaient déterminées par l'appareil; elles font à peine bomber la poche des eaux, et la dilatation reste stationnaire. Nous estimons qu'il en faudrait un très-grand nombre et un temps encore considérable pour produire l'accouchement naturel, ou même rendre possible une application du forceps. D'un autre côté, l'agitation recommence, la face est plus vultueuse, la respiration plus difficile, les contractions de quelques muscles de la face produisent des grimaces qui nous annoncent l'imminence d'une nouvelle attaque.

Dans ces conditions, deux indications se présentent : ou remettre en place l'appareil pour compléter rapidement la dilatation, ou terminer immédiatement l'accouchement en pratiquant la version. M. Chassagny pense que l'introduction de la main pourra se faire sans trop de difficultés. C'est ce dernier parti que nous adoptons.

Nous essayons de produire l'anesthésie avec le chloroforme, mais Mme C... est complètement réfractaire à cet agent (j'ai su depuis que le pharmacien avait donné du chloroforme pour usage externe).

M. Chassagny n'en tente pas moins la version. L'extrémité de ses cinq doigts est introduite dans le col, qui paraissait très-souple tant qu'on se bornait à promener un doigt autour de sa circonférence, mais qui devient rigide lorsqu'on cherche à exagérer sa dilatation. Cependant, en poussant lentement et avec douceur le coin produit par la réunion de ses doigts, M. Chassagny triomphe bientôt de sa résistance. Après cinq minutes environ d'efforts soutenus, il pénètre dans l'utérus, rompt la poche des eaux, et saisit un pied qu'il me confie après l'avoir amené à la vulve. En exerçant des tractions sur ce pied, j'exécute facilement la version; je dégage les deux bras; nous éprouvons ensuite d'assez grandes difficultés pour l'extraction de la tête, que nous parvenons à dégager par des tractions énergiques exercées sur le menton, à l'aide du doigt introduit dans la bouche. Nous amenons un enfant du sexe féminin dont le cœur bat, et qui ne tarde pas à faire quelques inspirations. Cet enfant chétif, comme le sont les enfants nés avant terme et de mère albuminurique, est aujourd'hui en pleine possession de la vie, malgré les difficultés et les dangers créés par des changements répétés de nourrices et malgré des crises éclamptiques analogues à celles de la mère. Ces crises ont laissé dans les bras un peu de contracture qui diminue progressivement et ne tardera probablement pas à disparaître complètement.

Quant à la mère, les crises ne se sont pas reproduites, les suites de couches ont été absolument normales, elle n'a nullement souvenir des douleurs qu'elle a dû endurer pendant la version. Elle n'a pas conscience du danger auquel elle a échappé. Le lendemain, la quantité d'albumine contenue dans les urines avait notablement diminué; trois jours après, elle avait complètement disparu.

RÉFLEXIONS.

Le double succès obtenu chez Mme C... suffirait pour justifier notre intervention; mais nous ne devons pas oublier que quelquefois les succès sont dus au hasard; que quelquefois aussi ils sont obtenus par des moyens que la science ne saurait approuver. Aussi je considère comme un devoir d'établir que les procédés que nous avons mis en œuvre ont été parfaitement rationnels, et de justifier ma conviction profonde qu'ils ont considérablement atténué les dangers courus par la mère et par l'enfant, et que, dans l'état actuel de la science, et par l'emploi de toute autre méthode il eût

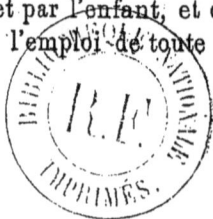

été impossible de faire mieux, impossible même de faire aussi bien. Pour faire cette démontration je commencerai par formuler quelques propositions, que tout le monde considérera certainement comme indiscutables :

1ᵉ L'éclampsie des femmes enceintes reconnaît presque toujours pour cause l'albuminurie.

2° Cette étiologie est tout à fait indiscutable lorsque la malade présente de l'œdème et lorsque l'examen des urines y révèle la présence de l'albumine.

3° Chaque nouvelle crise aggrave nécessairement l'état de la malade en augmentant la congestion cérébrale ; en troublant de plus en plus profondément la circulation rénale et en accentuant davantage les accidents urémiques.

4° Pour les mêmes raisons, chaque nouvelle crise diminue les chances de viabilité de l'enfant.

5° Quel que soit le mécanisme que l'on invoque pour expliquer l'albuminurie des femmes enceintes, on admet toujours comme point de départ la réplétion de l'utérus.

6° Les cas d'éclampsie survenant au cours de la grossesse et s'arrêtant de manière à permettre l'accouchement à terme sont excessivement rares et ne s'observent probablement que lorsque les accidents ne sont pas de nature urémique.

7° Dans l'immense majorité des cas, la guérison n'est obtenue qu'après la déplétion de l'utérus survenue soit par les efforts de la nature, soit par l'intervention de l'art.

Le traitement de l'éclampsie est tout entier contenu dans ces propositions que nous devons compléter par les données que fournit l'expérience, établissant que dans un grand nombre de cas les crises cessent complètement après la délivrance ; que souvent elles continuent encore quelque temps, mais en diminuant peu à peu jusqu'à complète guérison.

Si on cherche à interpréter ces données, il est évident que la cessation brusque des accidents après l'accouchement doit correspondre aux cas dans lesquels l'albuminurie ne reconnaissait pour cause qu'un trouble fonctionnel, qu'une gêne mécanique apportée à la circulation ou à l'innervation des reins. La guérison survenant lentement avec la diminution progressive du nombre et de la violence des crises doit s'observer dans les cas où les troubles fonctionnels étaient plus profonds ou dans lesquels il existait déjà une maladie de Bright encore peu avancée, et par conséquent susceptible de guérison après la cessation de la cause. Lorsque la délivrance n'est pas suivie de la disparition brusque ou plus ou moins rapide des accidents, la mort peut s'expliquer par une affection trop avancée du rein, ou plus souvent encore par l'atteinte trop profonde qu'ont fait subir au cerveau des crises multipliées ou un coma prolongé.

Tout le monde est d'accord pour reconnaître l'impuissance presque complète du traitement médical, sur l'application duquel on constate d'ailleurs de profondes divergences. Quelques-uns conseillent des saignées copieuses et répétées, d'autres les veulent moins abondantes, d'autres se bornent à conseiller l'application de quelques sangsues, tandis que quelques-uns considèrent les accidents comme résultant d'une anémie cérébrale et proscrivent toute émission sanguine.

En ce qui concerne les anesthésiques, dans le plus grand nombre des cas, le chloroforme atténue considérablement l'intensité de la crise et en diminue notablement la durée; mais il est incontestable qu'avec un cerveau si profondément compromis, ce n'est pas sans de notables inconvénients qu'on prolongerait longtemps le sommeil anesthésique et l'état asphyxique qui l'accompagne. Dans tous les cas, cet agent précieux ne peut qu'atténuer les accidents convulsifs et permettre d'attendre la seule condition vraiment libératrice, l'accouchement.

Quant aux révulsifs, aux antispasmodiques, aux opiacés, aux purgatifs, ils peuvent remplir de précieuses indications pour combattre les accidents qui persistent après la délivrance; mais on ne saurait rationnellement fonder de sérieuses espérances sur leur emploi pendant la période du travail naturel ou provoqué.

De tout ce qui précède il résulte que l'accoucheur ne peut avoir qu'un seul objectif, celui d'amener le plus rapidement possible la déplétion de l'utérus. Cette manière d'agir gagne tous les jours du terrain à mesure qu'on perfectionne davantage les moyens de pratiquer l'accouchement prématuré artificiel. Cependant on rencontre encore des accoucheurs du plus grand mérite qui conseillent l'abstention la plus complète et qui justifient cette abstention par la lenteur avec laquelle on arrive au résultat et surtout par la crainte de voir les moyens employés contribuer à provoquer eux-mêmes les accidents convulsifs qu'ils sont destinés à conjurer.

Quant à moi, après avoir été témoin de la douceur de l'appareil de M. Chassagny, de la sûreté et de la promptitude de son action, j'estime qu'aujourd'hui ces arguments n'ont plus de raison d'être.

Au point de vue théorique je ne saurais mieux faire que de reproduire la description pittoresque faite par M. le professeur Hubert (de Louvain) d'une expérience qu'il répétait devant ses élèves pour leur faire comprendre la manière d'agir de l'appareil de M. Chassagny :

« Nous avons commencé par renfermer, le plus exactement possible, la vessie de porc ramollie dans nos deux mains pendant qu'un aide la mettait en communication, au moyen d'un siphon, avec un réservoir d'eau situé environ 70 centimètres plus haut. A mesure qu'une plus grande quantité d'eau envahissait la cavité vésicale, nous sentions très-bien la pression augmenter et écarter doucement nos mains l'une de l'autre ; mais nous ne constations pas, même après avoir fait élever le réservoir, la tendance de la vessie à former entre nos doigts des hernies et à s'échapper par toutes les ouvertures en *prolongements digitaux*, comme M. Chassagny l'a annoncé. C'est que nous n'étions pas dans les conditions requises pour réussir l'expérience : nous avions négligé volontairement un point dont nous avions méconnu l'importance, nous n'avions pas enduit la vessie de savon. Nous réparâmes cette omission, et, à partir de ce moment, il nous devint aussi impossible de retenir la vessie enfermée dans nos mains que d'y retenir le vent ou l'eau ; elle semblait s'être transformée en un paquet d'anguilles et s'échappait de tous les côtés à la fois, filtrant, pour ainsi dire, par tous les interstices laissés entre les doigts.

« Nous emprisonnâmes ensuite la vessie dans un cylindre métallique ressemblant à un anneau de serviette, fermé d'un côté, vers le bas, par une poche de soie livrant passage seulement au tube à injection ; de l'autre, par une éponge simulant un placenta adhérent aux quatre cinquièmes du pourtour du col, représenté par le bord supérieur du rond de serviette. Nous faisons arriver de l'eau par le tube et nous voyons d'abord la poche de soie se tendre, puis la vessie s'insinuer peu à peu dans le petit espace laissé libre entre l'éponge et le bord de l'anneau, et finalement s'épanouir au-dessus en grosse hernie en champignon.

« Nous avons, en somme, constaté *de visu* qu'il n'y a aucune exagération dans cette assertion de M. Chassagny : « Ma méthode est constituée par l'idée de faire du vagin une cavité close dans laquelle une injection fait développer un récipient membraneux, souple, flexible, n'ayant aucune forme lui appartenant, et, par conséquent, susceptible de remplir, de distendre la cavité qui le contient, de la tapisser exactement, de pénétrer dans ses moindres anfractuosités et de constituer ainsi un *tamponnement* et un *agent de dilatation* ne présentant aucune analogie avec ce qui a été fait jusqu'à ce jour. »

Après une semblable description, on ne saurait s'étonner de la rapidité avec laquelle a été obtenue la dilatation du col chez Mme C... Il est évident que cette vessie renfermée dans le vagin devait écarter doucement les culs-de-sac comme elle écartait les mains du savant professeur ; cette distension de la circonférence du col devait en amener rapidement l'effacement et la dilatation, auxquels concouraient physiologiquement les douleurs et la sécrétion abondante provoquées par un tamponnement aussi rigoureusement exact qu'il est possible de l'imaginer.

Aussitôt que, sous cette double influence, le col a commencé à s'entr'ouvrir, il est facile de comprendre que le paquet d'anguilles décrit d'une manière si imagée par M. le professeur Hubert a dû immédiatement le traverser et en compléter la rapide dilatation que nous avons constatée.

J'ai cru remplir un devoir en publiant une observation dont on ne saurait contester l'importance exceptionnelle. En effet, on pourrait citer bon nombre d'éclamptiques mortes sans être délivrées, mais on n'en citerait pas chez lesquelles le col ait été en deux heures moins un quart assez dilaté pour permettre de pratiquer sans difficulté la version, chez lesquelles la malade n'ait eu que trois crises d'éclampsie et qui aurait pu n'en avoir qu'une seule, si nous étions intervenus immédiatement après la première. Peut-être m'objecterait-on que dans certains cas les crises éclamptiques elles-mêmes provoquent rapidement l'accouchement spontané. Mais je ferai observer que depuis la première crise jusqu'à la seconde il s'était écoulé sept heures pendant lesquelles le col ne s'était que très-peu entr'ouvert, que ces douleurs spontanées étaient faibles et insignifiantes, qu'elles sont devenues très-intenses pendant l'application de l'appareil. Je remarquerai qu'après l'avoir enlevé, alors qu'en deux heures moins un quart la dilatation était arrivée à dépasser le diamètre d'une pièce de cinq francs, alors que le plus difficile du premier temps de l'accouchement était fait, l'utérus livré à lui-même ne produisait plus que des efforts presque nuls.

En conséquence, il me paraît impossible de nier l'action inoffensive et rapide de l'appareil, et je ne crois pas avoir besoin de passer en revue ceux qui ont été employés jusqu'ici pour établir qu'il n'en est aucun qui, théoriquement et pratiquement, puisse intervenir d'une manière aussi prompte et avec moins de danger.

Si on m'objectait que peut-être la maladie n'était pas d'une très-grande gravité, je répondrais en rappelant l'intensité de l'anasarque, la quantité d'albumine contenue dans les urines, la violence de la première crise et celle bien plus grande encore de la seconde et de la troisième; j'invoquerais surtout l'apparence chétive d'une enfant qui, née d'une femme forte et vigoureuse, était moins développée au commencement du neuvième mois de la grossesse que ne le sont ordinairement les enfants arrivés à la fin du septième mois et chez laquelle l'intoxication urémique détermina des convulsions analogues à celles de la mère.

En conséquence, je crois pouvoir affirmer que dans les cas d'éclampsie l'appareil de M. Chassagny est appelé à rendre les plus grands services ; que dans les cas qui guérissent soit par l'accouchement spontané, soit par l'accouchement provoqué par les autres méthodes, il amènerait plus facilement et plus rapidement encore une terminaison favorable, et qu'il diminuerait certainement, dans une proportion considérable, les cas malheureux dans lesquels la femme n'a pas été délivrée ou l'a été tardivement après avoir subi des crises trop multipliées, ou être restée trop longtemps dans le coma.

Je suis heureux, dans cette appréciation, de me trouver en complète communauté d'idées avec le savant professeur de Louvain, auquel j'emprunte, pour terminer, le chapitre qu'il consacre dans la *Revue médicale*, de Louvain, à l'appareil de M. Chassagny dans les cas d'éclampsie :

« Il n'est pas d'accidents qui fassent courir à la mère et à l'enfant de plus grands dangers que l'éclampsie. En vue de prévenir ou de faire cesser les accès convulsifs, convient-il de provoquer l'accouchement ? Cette question a été fortement controversée et les praticiens les plus autorisés l'ont résolue dans des sens contraires.

« P. Dubois ne veut pas de la provocation du travail : 1° parce que l'expulsion de l'œuf ne met pas toujours fin aux convulsions ; 2° parce que chez les primipares surtout (et la plupart des éclamptiques sont primipares) il faut au moins vingt-quatre heures pour arriver à mettre la matrice en travail, et, qu'en 24 heures, l'éclampsie est presque toujours jugée en bien ou en mal. P. Dubois ajoute que si l'affection est grave, l'accouchement se déclarera probablement spontanément et que, si elle est légère, il faut se garder de le provoquer.

« Si réellement M. Chassagny a introduit dans la science un procédé qui permet de lancer le travail ou de le terminer en quelques heures, il a du coup renversé un des arguments du chef de l'école française, le principal. Les autres nous paraissent tomber d'eux-mêmes.

« Si la délivrance ne sauve pas toujours la mère, il n'en pas moins vrai que le plus souvent les convulsions cessent après l'expulsion de l'enfant, et la déplétion de la matrice est assurément le plus sûr moyen que nous possédions de les arrêter. — L'expulsion hâtive, désirable pour la mère, ne l'est pas moins pour l'enfant qui aura d'autant plus de chances de vivre qu'il naîtra plus tôt.

« Supposons une primipare albuminurique arrivée au huitième mois ; elle présente déjà de la céphalalgie, de l'œdème aux pieds, aux mains ou à la face, des perturbations du sensorium, des troubles du côté de la vue ou de l'ouïe : des convulsions sont à redouter comme prochaines et peuvent éclater d'un moment à l'autre. Pendant le mois que la femme a encore à fournir, a-t-on l'espérance de voir sa situation s'améliorer spontanément ? Évidemment non : les compressions vont augmenter avec le développement de l'utérus et la circulation rénale devenir de plus en plus difficile. Les moyens diététiques ou pharmaceutiques ont-ils le pouvoir de faire cesser les troubles de la fonction rénale ? Mais ils ne peuvent en atteindre la cause qui est toute mécanique ! On se trouve donc en présence de phénomènes morbides qui vont s'aggraver de jour en jour, fatalement. La désalbumination du sang et son intoxication, par les produits excrémentitiels que le rein n'élimine plus ou altère, s'accentuent de plus en plus, et les accidents les plus redoutables éclateront bientôt sous le moindre prétexte.

« L'accouchement immédiat apparaît donc comme l'évènement le plus heureux, et nous ne voyons pas bien, s'il existe un moyen de le provoquer sans trop de secousses, pourquoi on hésiterait à l'essayer. Les convulsions, dira-t-on, éclateront *peut-être* à l'occasion de l'intervention artificielle. — Mais n'éclateront-elles pas *certainement* plus tard, lors du travail spontané, et ne seront-elles pas alors d'autant plus graves qu'on aura laissé aux lésions anatomiques ou

aux troubles fonctionnels le temps de devenir plus profonds ?
— Et qui ne voit, si les convulsions ne sont pas inévitables,
que la femme se trouve au moment où elle a encore le plus
de chances d'y échapper ?

« La mise en œuvre d'un moyen qui, au bout de quelques
heures, amène l'expulsion de l'enfant, — ou tout au moins
permet d'opérer son extraction, soit par la version, soit par
le forceps, — paraît donc légitime et rationnelle. Au moment
de nous y décider, nous aurions soin de soumettre la femme
aux opiacés, au chloral ou au chloroforme, qui ont pour effet
d'émousser l'irritabilité réflexe.

« Lorsque les accès éclamptiques ont éclaté, tout le monde
est d'accord pour reconnaître que l'indication la plus pres-
sante est d'obtenir la déplétion de l'utérus, et nous ne croyons
pas qu'il existe dans la science un moyen d'obtenir une délivrance plus physiologique, plus en harmonie avec le
processus naturel, et plus rapide que celui proposé par
M. Chassagny. »

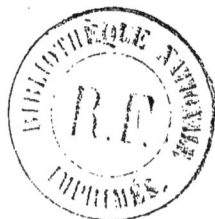

www.ingramcontent.com/pod-product-compliance
Lightning Source LLC
Chambersburg PA
CBHW050354210326
41520CB00020B/6312